AF463608

CAISSE DES ÉCOLES DE LA VILLE DE LYON

Œuvre municipale Lyonnaise des Enfants à la Montagne

LA FICHE MÉDICALE DES ŒUVRES DE COLONIES SCOLAIRES DE VACANCES

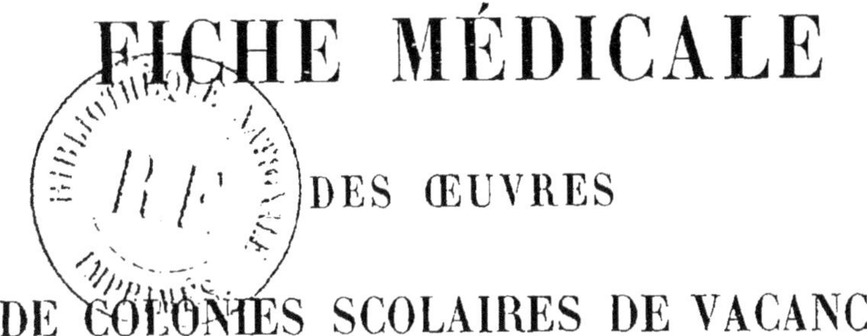

PAR

Le Dr Lucien MAYET

Directeur du Service médical de l'Œuvre municipale Lyonnaise des Enfants à la Montagne ; Médecin-Inspecteur adjoint du Service central des Enfants Assistés du Rhône, etc.

Congrès International des Colonies scolaires de Vacances.
Bordeaux. — Avril 1906.

PARIS
A. POINAT, ÉDITEUR
(PUBLICATIONS MÉDICALES ET SCIENTIFIQUES)
Rue Saint-Sulpice, 26

1906

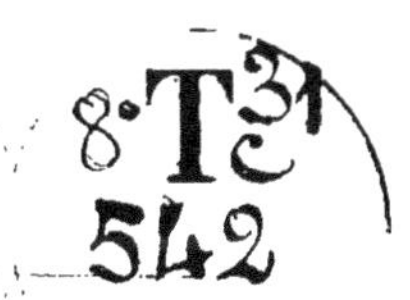

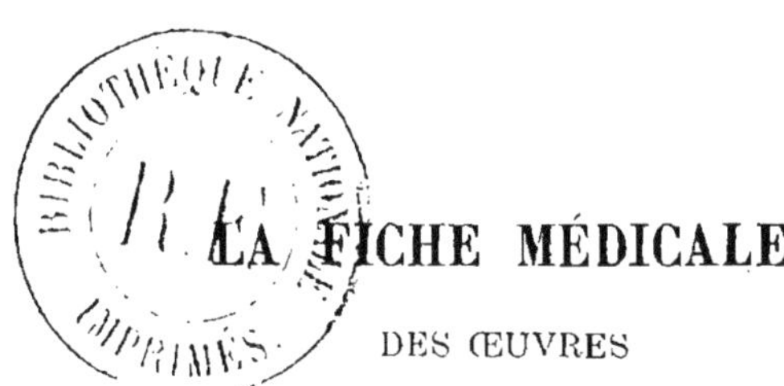

LA FICHE MÉDICALE

DES ŒUVRES

DE COLONIES SCOLAIRES DE VACANCES

Extrait de la *Province médicale*, n° 11, 17 mars 1906

CAISSE DES ÉCOLES DE LA VILLE DE LYON
Œuvre municipale Lyonnaise des Enfants à la Montagne

LA FICHE MÉDICALE DES ŒUVRES DE COLONIES SCOLAIRES DE VACANCES

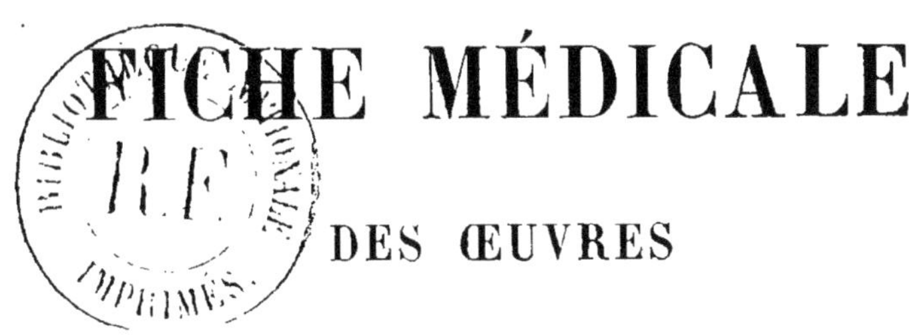

PAR

Le Dr Lucien MAYET

Directeur du Service médical de l'Œuvre municipale Lyonnaise des Enfants à la Montagne; Médecin-Inspecteur adjoint du Service central des Enfants Assistés du Rhône, etc.

Congrès International des Colonies scolaires de Vacances.
Bordeaux. — Avril 1906.

PARIS
A. POINAT, ÉDITEUR
(PUBLICATIONS MÉDICALES ET SCIENTIFIQUES)
Rue Saint-Sulpice, 26

1906

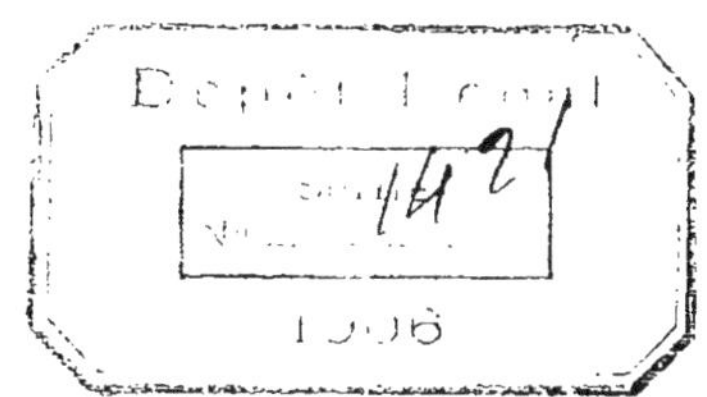

LA

FICHE MÉDICALE

DES ŒUVRES

DE COLONIES SCOLAIRES DE VACANCES

PAR

Le Dr Lucien MAYET.

(*Lyon*)

Depuis le moment où le pasteur Bion fondait à Zurich, en 1876, la première des œuvres de colonies de vacances, le développement de celles-ci a été considérable. C'est par milliers que se comptent aujourd'hui les enfants des villes envoyés par ces œuvres à la campagne, à la montagne, à la mer, et de ce fait, elles sont devenues une arme des plus utiles dans la lutte engagée contre la tuberculose.

Nous n'avons pas à insister ici sur la valeur de tels efforts faits dans la voie de l'hygiène sociale pratique et sur la haute valeur des résultats obtenus. Nous voulons simplement — au moment où va se réunir à Bordeaux le premier *Congrès international des Colonies scolaires de vacances*, dans le but d'assurer une action mieux coordonnée, partant plus efficace, aux très nombreux groupements qui se sont formés dans le but de procurer aux enfants des classes pauvres quelques semaines de grand air pendant l'été — indiquer comment nous paraît devoir être établie la fiche médicale concernant chaque enfant.

L'examen médical des enfants joue dans le fonctionnement des Œuvres de colonies de vacances un rôle de tout premier ordre.

Ce rôle est double :

1° L'examen médical — et par suite la fiche qui le résume — déterminera le choix des administrateurs de l'œuvre entre les enfants inscrits pour colonies de vacances ; les guidera pour la fixation de telle ou telle résidence... en un mot sera le principal élément de sélection des enfants candidats à l'envoi au grand air.

2° La fiche médicale sera aussi complète que possible en vue de permettre l'appréciation exacte de l'influence des colonies de vacances sur le développement de l'organisme, sur la santé des enfants, et son utilisation pour des recherches d'ensemble médicales, statistiques, scientifiques.

Pour cela surtout il est à désirer que cette fiche soit UNIFORME pour toutes les œuvres.

Une condition formelle s'impose : la fiche médicale doit avant tout être PRATIQUE, c'est-à-dire qu'il importe de :

3° Ne pas faire une fiche trop complète, surchargée de renseignements superflus dont la recherche ou la notation nécessiteraient un temps trop considérable, hors de proportion avec celui dont on peut disposer lorsqu'il s'agit d'examiner rapidement plusieurs centaines d'enfants.

Dans une thèse récente (BORIÈS, thèse de Lyon, 1905-1906), nous pouvons remarquer des projets de fiches qui exigeraient pour être remplies par un médecin exercé, plus d'une demi-heure !

Nous avons cherché à nous soumettre aux trois conditions précédentes en établissant la fiche en usage actuellement à l'*Œuvre municipale lyonnaise des Enfants à la Montagne*, qui envoie chaque année 1.000 à 1.100 enfants dans les montagnes de l'Ardèche durant quarante jours.

La fiche d'inscription des enfants imprimée sur carton vert pour les garçons, rose pour les filles, mesure 16 cm. × 24 cm. 1/2.

Le verso contient les renseignements administratifs fournis par les parents, par les enquêtes faites, etc.

Le recto se divise en une *partie administrative*, nom et prénoms de l'enfant, lieu et date de naissance; noms, profession, adresse des parents, etc., et en une *partie médicale* qui est la fiche médicale

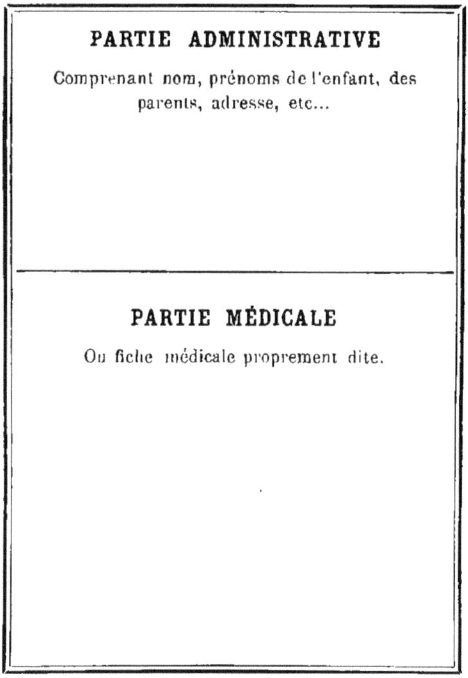

PARTIE ADMINISTRATIVE

Comprenant nom, prénoms de l'enfant, des parents, adresse, etc...

PARTIE MÉDICALE

Ou fiche médicale proprement dite.

Fig. 1. — Disposition du recto de la fiche des enfants inscrits à l'Œuvre municipale lyonnaise des Enfants à la montagne. Dimensions : 16 cm. × 24 1/2 cm.

proprement dite. La figure 1 indique la disposition d'ensemble de la fiche administrative et médicale; la figure 2 est une réduction de la fiche médicale qui mesure 16 cm. × 15 cm.

Nous pensons y avoir condensé tous les éléments nécessaires et utiles, sans y introduire de notions intéressantes sans aucun doute, mais superflues.

Une première indication est donnée au médecin : *Il est recommandé à MM. les docteurs chargés de la visite médicale de n'exprimer* verbalement *aucune appréciation sur l'état des enfants soumis à leur examen, ni sur les infirmités ou maladies qu'ils pourraient présenter.*

Elle vise le SECRET PROFESSIONNEL.

En effet, le médecin peut se livrer à des réflexions qui, entendues, répétées, exagérées ou déformées peuvent nuire à l'enfant ou à ses parents. Il faut les éviter.

D'autre part nous pensons qu'il convient de ne pas donner ici une trop grande rigueur au secret et c'est pourquoi nous n'avons pas hésité à faire imprimer la fiche médicale à la suite et sur la même feuille que la fiche administrative portant le nom de l'enfant, etc.

Ceux qui ont le maniement des fiches sont d'ailleurs tenus au secret.

Si, enfin, on avait une crainte exagérée à ce sujet, il serait facile de séparer la fiche médicale de la fiche administrative et de ne les réunir que par le seul lien d'un numéro commun.

Ensuite vient le SIGNALEMENT ANTHROPOMÉTRIQUE :

Age : calculé d'après les données de la fiche administrative.

Poids : l'enfant devra être pesé dans les mêmes conditions de vêtements, d'heure de la journée, etc.

Taille : mesurée à la toise par les procédés habituels, pieds nus.

Circonférence thoracique : Un point de repère fixe pour le même enfant : les mamelons, et comme instrument : un ruban métrique.

Il n'est pas aisé de mesurer directement la circonférence thoracique moyenne. Aussi avons-nous l'habitude de la mesurer en expiration forcée, puis en inspiration forcée. La moyenne arithmétique des deux chiffres est une approximation suffisante de la circonférence thoracique moyenne.

Avec ces trois éléments : Taille, poids, circonférence thoracique, nous allons avoir les éléments nécessaires pour calculer le COEFFICIENT DE ROBUSTICITÉ. Plusieurs formules

EXAMEN MÉDICAL

Il est recommandé à MM. les Docteurs chargés de la visite médicale de n'exprimer *verbalement* aucune appréciation sur l'état des enfants soumis à leur examen, ni sur les infirmités ou maladies qu'ils pourraient présenter.

SIGNALEMENT ANTHROPOMÉTRIQUE	AU DÉPART	AU RETOUR	DIFFÉRENCE	INFIRMITÉS OU MALADIES
AGE				
POIDS				
TAILLE				
CIRCONFÉRENCE THORACIQUE (mesurée au niveau des mamelons) — en expiration forcée				
— en inspiration forcée				
COEFFICIENT DE ROBUSTICITÉ				
TAILLE — (Poids + périmètre thoracique) P. Th. = $\frac{\text{C. insp.} + \text{C. exp.}}{2}$				

Indiquer notamment, le cas échéant, et dans la mesure du possible, les vices de conformation ; l'état pathologique des yeux, des oreilles, du nez, du pharynx, des dents ; l'existence de ganglions, de végétations adénoïdes, etc.

Les enfants manifestement tuberculeux, épileptiques, cardiaques, etc., ceux atteints d'incontinence nocturne d'urine ou d'affections contagieuses, doivent être *exclus* des colonies des vacances. L'indiquer ci-dessous en attribuant à ces enfants le coefficient 0.

Soins spéciaux (Lieu de séjour habitation, parents nourriciers, nourriture, etc.) :

Annotations diverses et remarques faites lors du précédent séjour, etc.

En résumé, au point de vue médical, l'envoi aux colonies de vacances est :

TRÈS UTILE, 3 — UTILE, 2 — PEU OU PAS UTILE, 1 — IMPOSSIBLE, 0.

Biffer par un trait au crayon de couleur le chiffre attribué

LE MÉDECIN.

Fiche Médicale du Dr Lucien MAYET, 1905

Fig. 2. — Réduction de la fiche médicale proprement dite de *l'Œuvre municipale lyonnaise des Enfants à la montagne*. Dimensions : 16 cm.×15 cm.

ont été proposées ; on peut se rallier à celle du Dr Piguet :

$$\text{Taille} - (\text{Poids} + \text{périmètre thoracique}) = \text{C. R.}$$

ou à la nôtre, très analogue :

$$\text{Taille} - \text{Pds} + \left[\frac{(\text{Circ. Th. exp.} + \text{Circ. Th. insp.})}{2}\right] = \text{C. R.}$$

La valeur numérique de ce coefficient indique :

inférieure à 10	=	constitution	très forte
11 à 20	=	—	bonne.
21 à 25	=	—	moyenne.
26 à 35	=	—	faible
supérieure à 35	=	—	mauvaise.

Les trois colonnes verticales permetten d'inscrire ces données au départ, au retour, et leur différence en plus ou en moins.

Le cadre INFIRMITÉS OU MALADIES porte comme indications :

Indiquer notamment, le cas échéant, et dans la mesure du possible, les vices de conformation ; l'état pathologique des yeux, des oreilles, du nez, du pharynx, des dents ; l'existence de ganglions, de végétations adénoïdes, etc.

Les enfants manifestement tuberculeux, épilep-

tiques, cardiaques, etc., ceux atteints d'incontinence d'urine ou d'affections contagieuses, doivent être *exclus* des colonies de vacances.

Cette dernière indication surtout a de l'importance.

Le sort des Œuvres de Colonies de vacances serait en effet bien compromis si l'arrivée des petits citadins envoyés parmi les paysans devait entraîner l'éclosion de foyers de tuberculose par l'envoi d'enfants déjà phtisiques ; si elle était suivie d'un cortège d'incendies, de méfaits de toute sorte, quasi fatals si certains dégénérés, enfants tarés physiquement et moralement, inaptes à la vie en commun, malfaisants avant tout, n'étaient éliminés par le médecin ; enfin les enfants atteints de maladies de cœur et d'infirmités variées doivent être exclus sans appel de cette décision parce que les exercices trop violents, les accidents plus faciles, la surveillance forcément moindre que dans leur famille les ramèneraient plus malades qu'au départ.

Cette première partie de la fiche médicale sera surtout établie pour le médecin et en vue de recherches statistiques, médicales ou autres.

La seconde partie est plus spécialement consacrée aux remarques que l'état de l'enfant suggère au médecin quant aux soins spéciaux (Lieu de séjour, habitation, parents nourriciers, nourriture, etc.) et à celles faites lors d'un précédent séjour. Ces dernières seront transcrites ici pour que l'enfant destiné à partir de nouveau à la campagne ou à la montagne puisse bénéficier de ces remarques le concernant.

La fiche est terminée par l'inscription du verdict médical, exprimé très brièvement par une des notes 3, 2, 1, 0, indiquant qu'en résumé, au point de vue médical, l'envoi aux colonies des vancances est : très utile, 3; utile, 2; peu ou pas utile, 1; impossible, 0.

Ainsi établie, cette fiche a donné ce qu'on lui demandait. Elle fournit aux administrateurs tous les éléments qu'ils peuvent désirer pour le choix des enfants; elle est suffisamment complète pour permettre les diverses recherches que peut suggérer l'étude de l'influence des Colonies de vacances sur le développement de l'organisme et la santé des enfants; elle ne retarde pas la vitesse de visite des enfants qui, pour les 1.700 enfants examinés, en 1905, par les vingt médecins qui avaient prêté leur concours à l'*Œuvre municipale lyonnaise des Enfants à la montagne*, a exigé en moyenne un peu moins de trois minutes par enfant, les opérations préliminaires du pesage et de la mensuration de la taille étant faites avant l'arrivée devant le médecin.

Et nous avons pensé avoir résolu le problème posé par les Œuvres de Colonies de vacances d'une fiche médicale renfermant les renseignements indispensables pour le choix et l'envoi des enfants loin de l'atmosphère malsaine de la grande ville, complète autant que possible, mais avant tout *simple* et *pratique*.

Paris. — Impr. F. Levé, 17, rue Cassette.

PARIS. — IMP. F. LEVÉ, RUE CASSETTE, 17.

BIBLIOTHEQUE NATIONALE DE FRANCE

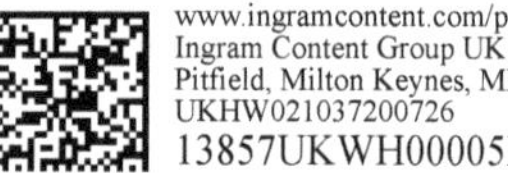

www.ingramcontent.com/pod-product-compliance
Ingram Content Group UK Ltd.
Pitfield, Milton Keynes, MK11 3LW, UK
UKHW021037200726
13857UKWH00005B/1772